Ayesha Khatoon

Tecnologia Google Glass na prática da farmácia

Ayesha Khatoon

Tecnologia Google Glass na prática da farmácia

Abrir novas portas na Telemedicina

ScienciaScripts

Imprint

Cover image: www.ingimage.com

This book is a translation from the original published under ISBN 978-3-659-81140-1.

Publisher:
Sciencia Scripts
is a trademark of
Dodo Books Indian Ocean Ltd. and OmniScriptum S.R.L publishing group

120 High Road, East Finchley, London, N2 9ED, United Kingdom
Str. Armeneasca 28/1, office 1, Chisinau MD-2012, Republic of Moldova, Europe
Managing Directors: Ieva Konstantinova, Victoria Ursu
info@omniscriptum.com

Printed at: see last page
ISBN: 978-620-8-59005-5

Índice:

UTILIZAÇÃO DOS ÓCULOS GOOGLE NA FARMÁCIA

Por

Ayesha Khatoon

Faculdade de Farmácia St. Mary.

Secunderabad,Telangana

ÍNDIA

Bem-vindo ao futuro da prática farmacêutica

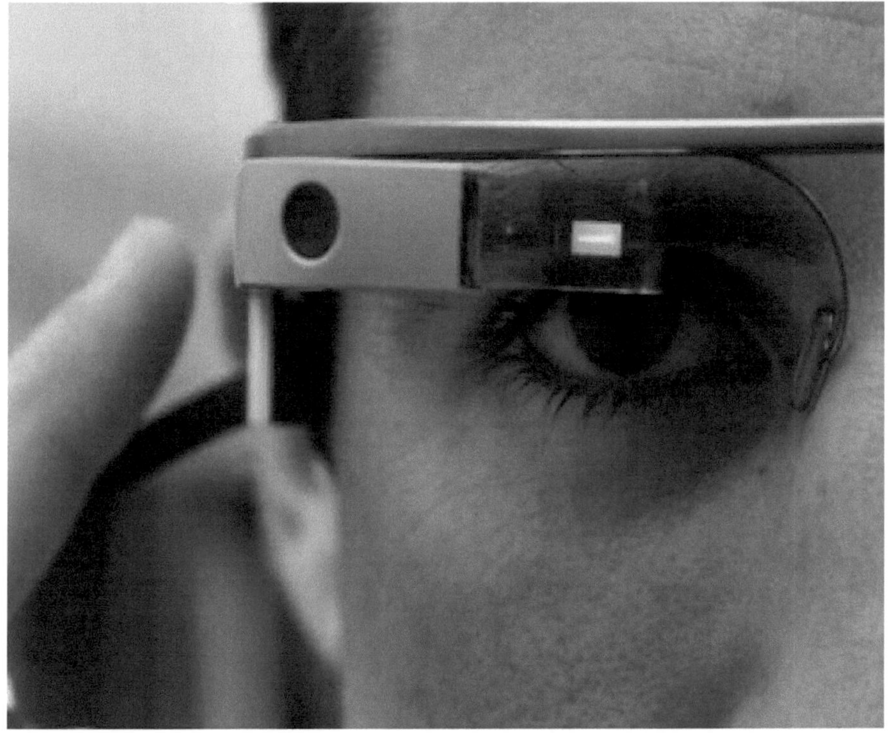

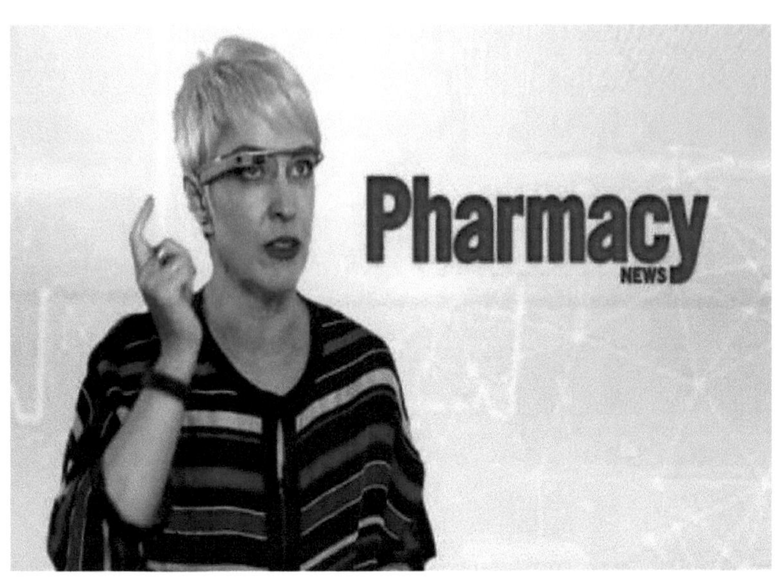
Pharmacy
NEWS

RESUMO

VIDRO GOOGLE

RESUMO:

O Project Glass é um programa de investigação e desenvolvimento da Google para desenvolver um Head-Mounted Display (HMD) de realidade aumentada. O objetivo pretendido dos produtos Project Glass seria a visualização de informações em modo mãos-livres, atualmente disponível para a maioria dos utilizadores de smartphones, e permitir a interação com a Internet através de comandos de voz em linguagem natural. Estes óculos terão as caraterísticas combinadas da realidade virtual e da realidade aumentada. Os óculos Google são basicamente computadores portáteis que utilizarão o mesmo software Android que equipa os smartphones e tablets Android.

O Google Glass é o gadget mais futurista que vimos nos últimos tempos. Uma tecnologia útil para todos os tipos de pessoas, incluindo deficientes.

Palavras-chave: Realidade virtual e aumentada, óculos de projeto, eye tap, vestuário inteligente, android, 4G

Capítulo 1

INTRODUÇÃO

1.1 Realidade virtual (RV):

A realidade virtual é um termo que se aplica a ambientes simulados por computador que podem simular a presença física em locais do mundo real, bem como em mundos imaginários.

Abrange os ambientes de comunicação à distância que proporcionam a presença virtual dos utilizadores com os conceitos de telepresença e tele-existência ou um artefacto virtual (VA). O ambiente simulado pode ser semelhante ao mundo real, a fim de criar uma experiência realista.

A realidade virtual é frequentemente utilizada para descrever uma grande variedade de aplicações normalmente associadas a ambientes imersivos, altamente visuais e em 3D. O desenvolvimento de software CAD, a aceleração do hardware gráfico, os ecrãs montados na cabeça, as luvas de base de dados e a miniaturização.

1.2 Realidade aumentada (RA):

A realidade aumentada é uma visão ao vivo, direta ou indireta, de um ambiente físico do mundo real, cujos elementos são aumentados por dados sensoriais gerados, como som, vídeo, gráficos ou dados GPS. Está relacionada com um conceito mais geral chamado realidade mediada, em que uma visão da realidade é modificada (possivelmente até diminuída em vez de aumentada) por um computador.

Consequentemente, a tecnologia funciona melhorando a perceção atual da realidade. Em contrapartida, a realidade virtual substitui o mundo real por um mundo simulado. O aumento é convencionalmente efectuado em tempo real e em contexto semântico com elementos ambientais.

1.3 Projeto Glass:

O Project Glass é um programa de investigação e desenvolvimento da Google para desenvolver um ecrã montado na cabeça (HMD) de realidade aumentada. Faz parte do Google X Lab, que trabalha noutras tecnologias futuristas. O objetivo pretendido dos produtos do Project Glass seria a visualização de informações em modo mãos-livres, atualmente disponível para a maioria dos utilizadores de smartphones, e permitir a interação com a Internet através de comandos de voz em linguagem natural. A funcionalidade e o aspeto físico (design minimalista da tira de alumínio com duas almofadas para o nariz) foram comparados com o Eye Tap de Steve Mann, que também era referido como "Glass" ("Eye Tap Digital Eye Glass", ou seja, utilização da palavra "Glass" no singular em vez da forma plural "Glasses").

O software do sistema operativo utilizado no vidro será
Android da Google.

Capítulo 2

VISÃO GERAL

De acordo com muitos relatórios, espera-se que a Google comece a vender óculos que projectarão informações, entretenimento e, sendo este um produto da Google, anúncios nas lentes. Estes óculos terão as caraterísticas combinadas da realidade virtual e da realidade aumentada.

Os óculos Google podem utilizar uma ligação celular 4G para obter informações da montanha de dados da Google e apresentar informações sobre o mundo real em realidade aumentada na lente à frente do olho. Ao virar a cabeça, o utilizador obtém informações sobre o que o rodeia e objectos próximos a partir do Google Goggles, informações sobre edifícios e estabelecimentos a partir do Google Maps e até sobre os check-ins dos seus amigos nas proximidades a partir do Latitude. A empresa não tem planos para vender anúncios na sua nova visão aumentada do mundo, mas considerará a possibilidade de o fazer se o produto for realmente bem sucedido.

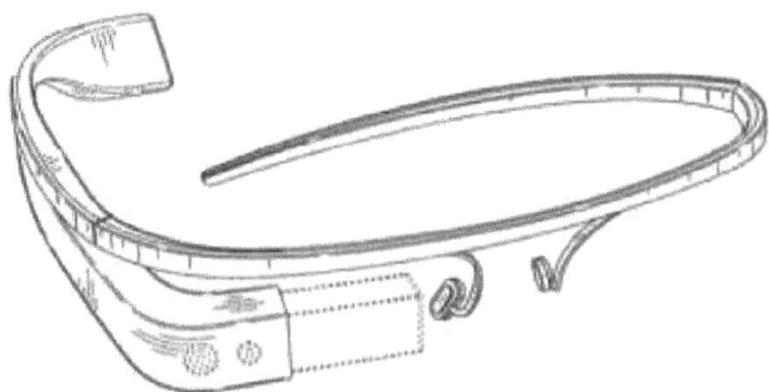

Figura 2.1 Visão geral do Google Glass

Os óculos não estão a ser concebidos para serem usados constantemente - embora os engenheiros da Google esperem que alguns utilizadores os usem muito - mas serão mais como telemóveis inteligentes, usados quando necessário, com as lentes a servirem como uma espécie de monitor de computador transparente.

Os óculos Google são basicamente computadores portáteis que utilizarão o mesmo software Android que equipa os telemóveis inteligentes e os tablets Android. Tal como os telemóveis inteligentes e os tablets, os óculos estarão equipados com GPS e sensores de movimento. Incluem também uma câmara e entradas e saídas de áudio.

Várias pessoas que viram os óculos, mas que não estão autorizadas a falar publicamente sobre eles, disseram que a informação de localização era uma das principais caraterísticas dos óculos. Através da câmara incorporada nos óculos, a Google poderá transmitir imagens para os seus computadores de rack e devolver informações de realidade aumentada à pessoa que os usa. Por exemplo, uma pessoa que olhe para um ponto de referência poderá ver informações históricas pormenorizadas e comentários sobre o mesmo deixados por amigos. Se o software de reconhecimento facial se tornar suficientemente preciso, os óculos poderão recordar ao utilizador quando e como conheceu a pessoa vagamente familiar que está à sua frente numa festa. Poderão também ser utilizados para jogos de realidade virtual que utilizam o mundo real como recreio.

Capítulo 3

TECNOLOGIAS UTILIZADAS

3.1 Computação vestível:

Os computadores portáteis, também conhecidos como computadores de bordo, são dispositivos electrónicos em miniatura que são usados pelo portador por baixo, com ou por cima do vestuário. Esta classe de tecnologia vestível foi desenvolvida para tecnologias da informação e desenvolvimento de meios de comunicação para fins gerais ou especiais. Os computadores portáteis são especialmente úteis para aplicações que requerem um suporte computacional mais complexo do que apenas lógicas codificadas por hardware.

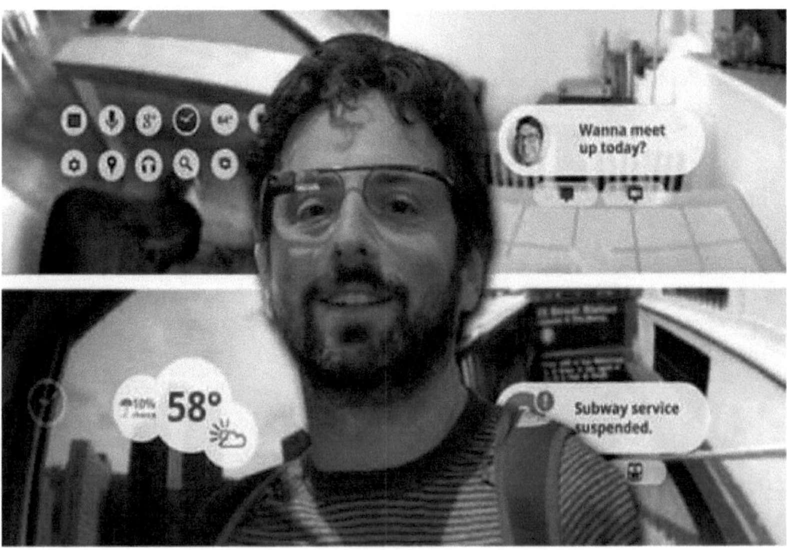

Figura 3.1 Computação vestível

Uma das principais caraterísticas dos computadores portáteis é a consistência. Existe uma interação constante entre o computador e o utilizador, ou seja, não é necessário ligar ou desligar o dispositivo. Outra caraterística é a capacidade de multitarefa. Não é necessário parar o que se está a fazer para utilizar o dispositivo; este é integrado em todas as outras acções. Estes dispositivos podem ser incorporados pelo utilizador para funcionar como uma prótese. Pode, portanto, ser uma extensão da mente e/ou do corpo do utilizador.

3.2 Inteligência ambiental:

A inteligência ambiente (Ami) refere-se a ambientes electrónicos que são sensíveis e reagem à presença de pessoas. A inteligência ambiente é uma visão sobre o futuro da eletrónica de consumo, das telecomunicações e da informática.

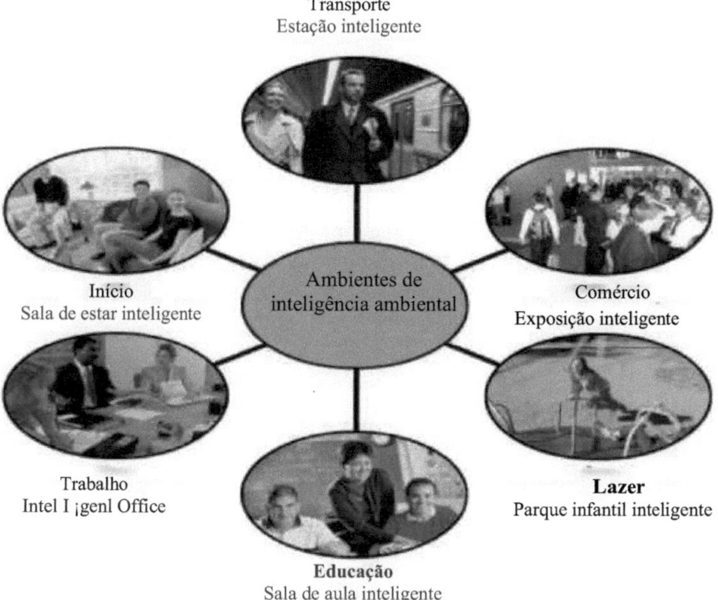

Figura 3.2 Ambientes de inteligência ambiental

Num mundo de inteligência ambiente, os dispositivos trabalham em conjunto para apoiar as pessoas a realizar as suas actividades, tarefas e rituais da vida quotidiana de de forma fácil e natural, utilizando informações e inteligência que estão escondidas na rede que liga estes dispositivos.

À medida que estes dispositivos se tornam mais pequenos, mais conectados e mais integrados no nosso ambiente, a tecnologia desaparece no nosso meio ambiente até que apenas a interface do utilizador seja percetível para os utilizadores.

1.3 Roupa inteligente:

O vestuário inteligente é a próxima geração de vestuário. É uma combinação de nova tecnologia de tecido e tecnologia digital, o que significa que o vestuário é feito com nova tecnologia de tecido de transferência de sinal instalada com dispositivos digitais. Uma vez que este vestuário inteligente ainda está em desenvolvimento, ocorreram muitos problemas devido à ausência de normalização da tecnologia. Por conseguinte, a eficiência do desenvolvimento tecnológico pode ser reforçada através da normalização industrial. Este estudo consiste em três fases. A primeira fase consiste na seleção de factores de normalização para propor um roteiro de normalização. A segunda fase consiste em pesquisar e recolher métodos de avaliação de testes relacionados com vestuário inteligente. Para tal, selecionámos duas categorias, que são o vestuário e as propriedades da eletricidade/electrões. A terceira fase consiste em estabelecer um roteiro de normalização para o vestuário inteligente. Neste estudo, as avaliações de testes ainda não foram efectuadas e comprovadas. No entanto, este estudo mostra como abordar a normalização. Esperamos que seja valioso para o desenvolvimento de tecnologia e normalização de vestuário inteligente no futuro.

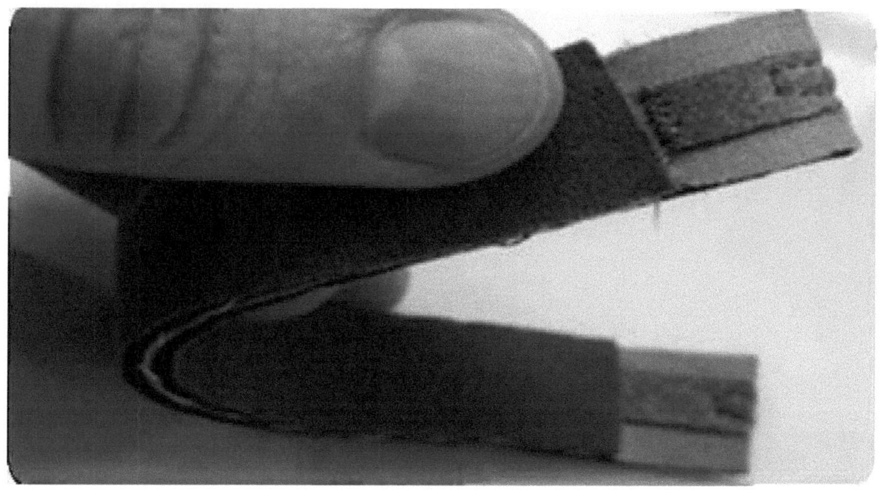

Figura 3.3 Vestuário inteligente

3.4 Tecnologia Eye Tap:

Um Eye Tap é um dispositivo colocado à frente do olho que funciona como uma câmara para registar a cena disponível para o olho, bem como um visor para sobrepor imagens geradas por computador à cena original disponível para o olho. Esta estrutura permite que o olho do utilizador funcione como um monitor e uma câmara, uma vez que o Eye Tap capta o mundo à sua volta e aumenta a imagem que o utilizador vê, permitindo-lhe sobrepor dados gerados por computador ao mundo normal que o utilizador percepcionaria. O Eye Tap é uma tecnologia difícil de classificar sob os três principais títulos da computação vestível (Constância, Aumento, Mediação), pois embora seja teoricamente uma tecnologia de constância por natureza, também tem a capacidade de aumentar e mediar a realidade que o utilizador percepciona.

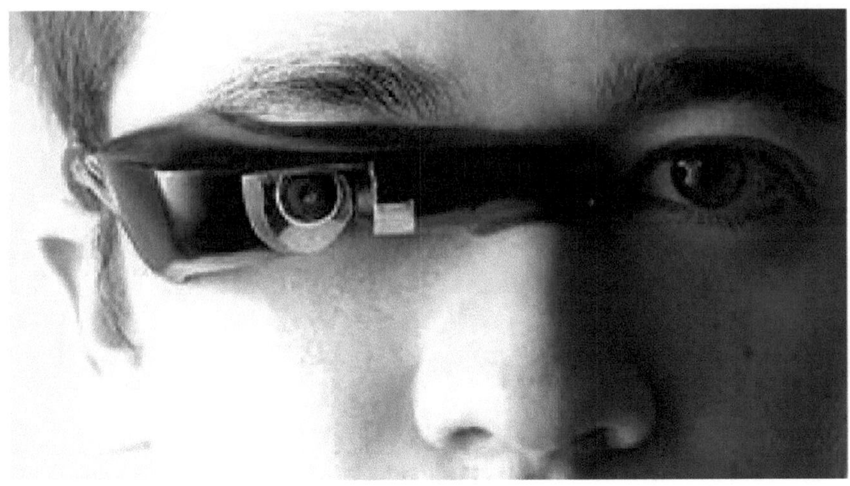

Figura 3.4 Tecnologia Eye Tap

3.5 Tecnologia de rede inteligente:

Uma rede inteligente é uma rede eléctrica que utiliza tecnologias da informação e das comunicações para recolher e agir com base em informações, nomeadamente informações sobre os comportamentos dos fornecedores e dos consumidores, de forma automatizada, a fim de melhorar a eficiência, a fiabilidade, a economia e a sustentabilidade da produção e distribuição de eletricidade.

3.6 Tecnologia 4G: A **tecnologia** 4G é a quarta geração de normas de comunicações móveis para telemóveis. É a sucessora das normas de terceira geração (3G). Um sistema 4G fornece acesso móvel à Internet de banda ultra larga, por exemplo, a computadores portáteis com modems sem fios USB, a telemóveis inteligentes e a outros dispositivos móveis.

Sistema operativo Android:

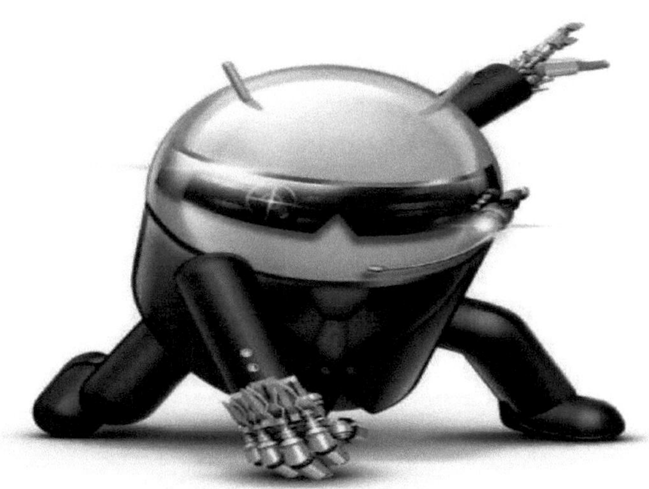

Figura 3.5 Sistema operativo Android

O Android é um sistema operativo baseado em Linux para dispositivos móveis, como smartphones e tablets, desenvolvido pela Google em conjunto com a Open Handset Alliance. O Android é de código aberto e a Google liberta o código ao abrigo da licença Apache. Este código de fonte aberta e a licença permissiva permitem que o software seja livremente modificado e distribuído por fabricantes de dispositivos, operadoras sem fios e programadores entusiastas. Além disso, o Android tem uma grande comunidade de programadores que escrevem aplicações ("apps") que ampliam a funcionalidade dos dispositivos, escritas principalmente numa versão personalizada da linguagem de programação Java. Em outubro de 2012, existiam cerca de 700.000 aplicações disponíveis para Android e o número estimado de aplicações descarregadas do Google Play, a principal loja de aplicações do Android, era de 25 mil milhões.

Capítulo 4

DESENHO

4.1 Ecrã de vídeo:

As suas caraterísticas incluem um pequeno ecrã de vídeo que é utilizado para apresentar as informações pop-up do sistema mãos-livres.

Figura 4.1 Ecrã de vídeo do Google Glass

4.2 Câmara:

Também possui uma câmara de vídeo frontal com a qual é possível tirar fotografias e gravar vídeos num piscar de olhos.

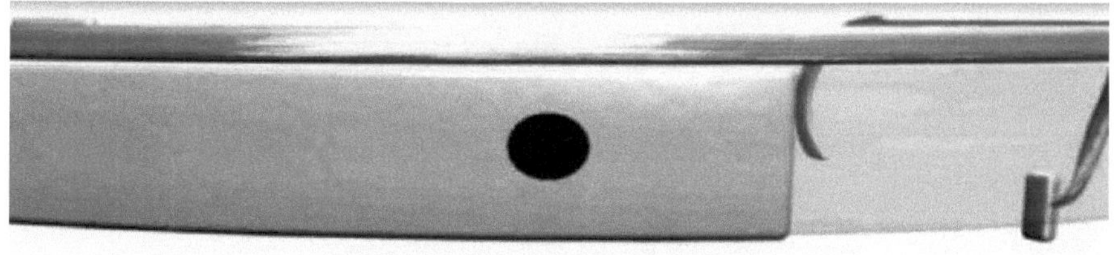

Figura 4.2 Câmara do Google Glass

4.3 Orador:

Os óculos Google foram concebidos para serem dispositivos portáteis mãos-livres que também podem ser utilizados para fazer ou receber chamadas. Por isso, também foi concebido um altifalante junto à orelha.

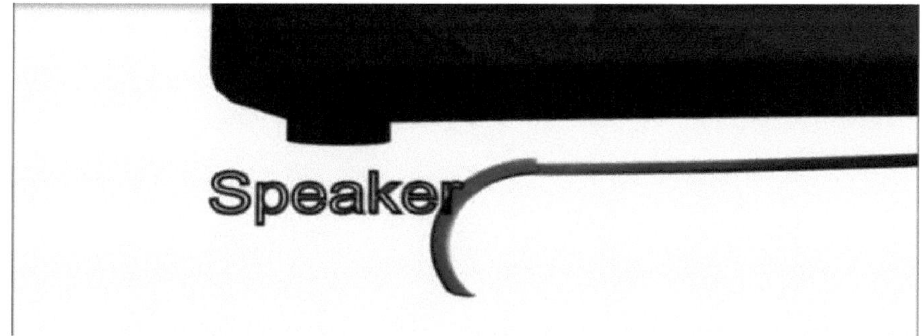

Figura 4.3 Altifalante do Google Glass

4.4 Botão:

Um único botão na parte lateral da armação sofistica os óculos para funcionarem com a entrada de dados por toque físico.

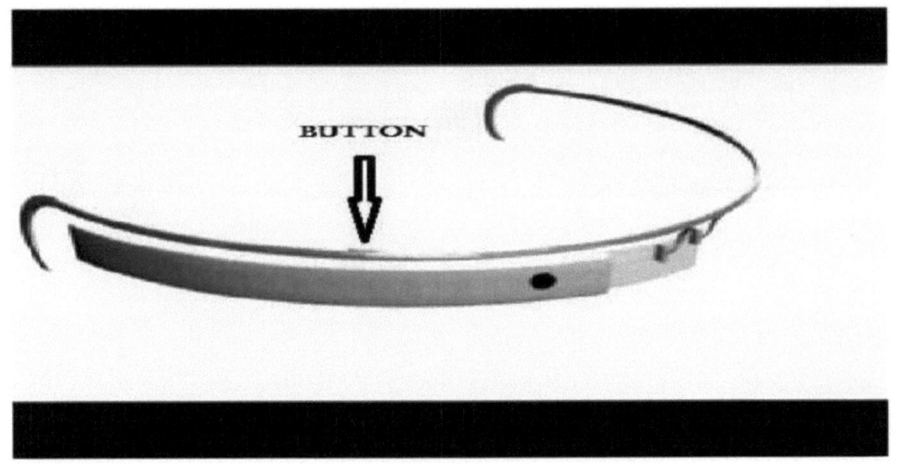

Figura 4.4 Botão do Google Glass

4.5 Microfone:

É igualmente colocado um microfone, que pode receber os comandos de voz do utilizador. Este microfone também é utilizado para a comunicação telefónica.

Capítulo 5

TRABALHO

Como é que funciona...?

O dispositivo irá provavelmente comunicar com telemóveis através de WiFi e apresentar conteúdos no ecrã de vídeo, bem como responder aos comandos de voz do utilizador.

A Google criou um pequeno vídeo que demonstra as funcionalidades e as aplicações dos óculos Google. O vídeo centra-se principalmente nas redes sociais, na navegação e na comunicação.

A câmara de vídeo detecta o ambiente e reconhece os objectos e as pessoas em redor. Todo o funcionamento dos óculos Google depende dos comandos de voz do próprio utilizador.

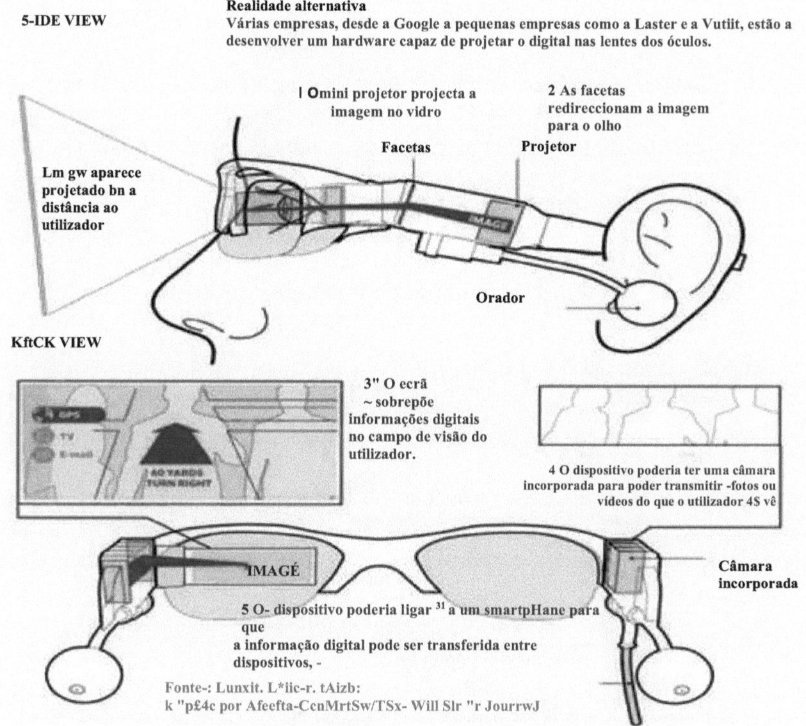

Figura 5.1 O funcionamento geral dos óculos Google

Realidade virtual

O que é a Realidade Virtual?

Trata-se de um ambiente artificial criado com software, que o utilizador utilizador aceita como um ambiente real à sua volta. Atualmente, a realidade virtual é vivida principalmente através do som e da visão.

Onde está a ser utilizado?

Na Educação:

Nos últimos 10 anos, diferentes sectores têm vindo a utilizar a RV, tais como o sector médicos, militares e de formação de pilotos. No sector médico, a realidade virtual ajudou a formar cirurgiões para diferentes procedimentos. O sector militar utilizam frequentemente a RV para a prática de combate, especialmente em missões no estrangeiro onde os terrenos não são familiares.

Nas reuniões de trabalho:

Empresas como a HP, a Polycom, a Cisco e a AT&T desenvolveram soluções para videoconferência de telepresença. Isto significa que os empregados podem ainda beneficiar de reuniões presenciais e observar a linguagem corporal linguagem corporal dos outros participantes. A única coisa a que os participantes não podem a que os participantes não podem ter acesso é à comida que é fornecida nestas reuniões (talvez um dia)!

Localizações remotas:

Muitas vezes, certos serviços não são prestados com regularidade nas zonas regionais e áreas regionais e remotas, como a medicina. A telemedicina está a ser mais utilizada com comunidades indígenas, onde os especialistas nem sempre podem deslocar-se para consultas regulares.

Este sistema foi utilizado com o Google Glass e a Associação Australiana de Aleitamento Materno para monitorizar cinco mães de Victoria. O ensaio decorreu durante oito semanas e colocou cada mãe em contacto com um conselheiro da ABA que aconselhou-as sobre técnicas de amamentação e questões comuns relacionadas com a parentalidade.

Fabrico:

Também pode ser utilizado para diagnosticar problemas como o mau funcionamento do equipamento avaria do equipamento (fabrico) sem necessidade de deslocar um técnico técnico (ou, pelo menos, encomendar e trazer as peças corretas quando o técnico visita).

Como está a ser utilizado?

A Sony, a Samsung e a Google estão todas numa corrida para colocar estes dispositivos de RV nas nas mãos dos consumidores, juntamente com os programadores que criam novo software.

Experimentei os Google Glass no ano passado na Connect Expo em Melbourne. O blogue da Salesforce.com partilhou 10 formas como o Google Glass está a ter um impacto nas aplicações empresariais.

Cathie Reid, sócia-gerente do Epic Pharmacy Group (Brisbane) e é também uma "exploradora do Google Glass". Ela é apaixonada pelos benefícios da tecnologia vestível e da tele-saúde. Aqui está um dos seus recentes sobre a utilização da tecnologia, especialmente do Google Glass e de farmacêuticos especializados em farmacêuticos especializados em oncologia.

Trata-se de um novo auricular (óculos) de RV (Realidade Virtual) que permite aos jogadores que permite aos jogadores entrarem nos seus jogos favoritos. Foi recentemente comprado pelo Facebook. Prevê-se que este produto seja lançado no inverno do próximo ano.

O Project Morpheus funcionará com a consola PS4 e funcionará de forma semelhante ao Occulus Rift. Ambos são óculos de proteção que têm uma e ainda estão a ser testados como protótipos.

Onde está o futuro?

Prevejo que, no futuro, poderemos utilizar a RV em muitos aspectos da nossa vida quotidiana: fazer o "test-driving" de um carro novo, visualizar roupas diferentes

sem os experimentar fisicamente, especialmente no caso das lojas em linha e visitar/experimentar as férias antes de as reservar numa agência de viagens, por por exemplo. O mais importante a reter é que as fronteiras entre a tecnologia e a realidade estão a ficar mais pequenas, e equilibrar isso é é algo a ter em conta.

UTILIZAÇÕES DOS ÓCULOS GOOGLE NO DOMÍNIO DA MEDICINA

GRAND RAPIDS, MI - O Google Glass ainda não está disponível para as massas, mas Chris Vukin já está a sonhar com as formas como irá transformar os cuidados médicos.

Enfermeira com um toque de alta tecnologia, Vukin está atualmente ocupada a trabalhar com médicos para desenvolver aplicações para o Google Glass. O dispositivo é essencialmente um pequeno computador que se usa como um par de óculos e funciona por comando de voz, com um aceno de cabeça ou um toque do dedo.

Teste do Google Glass no Helen DeVos Children's HospitalNo Helen DeVos Children's Hospital, os funcionários divertem-se a experimentar o Google Glass. O Dr. Adam Robinson, a enfermeira Mary Freyer e a Dra. Giselle Sholler estão a experimentá-lo.

Projecta um pequeno ecrã no canto superior do olho, onde podem ser apresentadas informações como resultados laboratoriais e tomografias computorizadas. E tem uma câmara que pode gravar vídeos e tirar fotografias.

Vukin, um residente de Howard City, é um dos testadores beta do Google Glass, chamados exploradores. Questionado sobre a forma como o dispositivo irá mudar a medicina, sugeriu 10 formas de os médicos, os profissionais de saúde e até os doentes poderem utilizar o dispositivo.

Cuidados com os doentes

Revisão dos resultados dos exames dos doentes - Um médico pode consultar os resultados dos exames no ecrã do Google Glass e, com um programa adicional, pode transmitir os resultados para um tablet ou computador portátil, para que o doente os possa ver.

Encomendar análises ou medicamentos - Um médico ou enfermeiro que trabalhe com um doente pode contactar o laboratório ou a farmácia e enviar uma encomenda diretamente, sem ter de se afastar para utilizar um computador ou transmitir a encomenda através de outra pessoa.

Mapeamento - Os dados dos doentes ou as informações sobre cuidados de saúde podem ser ditados e registados pelo Glass, em vez de serem digitados num computador portátil.

Serviços especializados - As aplicações podem fornecer orientações passo a passo para suporte de vida, reanimação cardiopulmonar e protocolos para eventos de código de alta tensão. O Glass pode fornecer informações, com as mãos livres, para situações que podem surgir raramente.

Comunicação entre os prestadores de cuidados de saúde

Cirurgia - Um cirurgião que transmita em direto uma operação pode fornecer uma visão instantânea do que vê a outros cirurgiões num local remoto para consulta.

Consulta de especialistas - Um médico de família rural pode transmitir em direto uma consulta de um doente a um especialista noutro local. Os socorristas no local de um acidente podem comunicar verbal e visualmente com o pessoal do hospital para obter conselhos sobre como iniciar cuidados avançados no terreno.

Doentes em casa

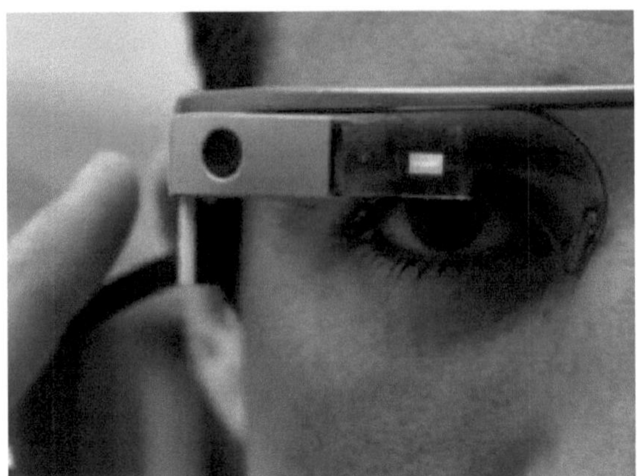

O Dr. Adam Robinson usa o Google Glass no DeVos Children's Hospital na sexta-feira, 17 de janeiro de 2014. (Chris Clark | MLive.com)*Chris Clark*

Orientar doentes e familiares - Ferramentas especiais, como uma aplicação de RCP, podem dar instruções aos familiares que cuidam de um ente querido. O software de reconhecimento facial pode ajudar uma pessoa com demência.

Tomar medicamentos - O Google Glass pode fornecer lembretes de medicação mostrando uma imagem do medicamento, a dose e o horário. Pode monitorizar o cumprimento da medicação utilizando sensores para seguir o movimento da cabeça enquanto a pessoa toma o comprimido. Também pode fornecer informações sobre os efeitos secundários e instruções como, por exemplo, se a medicação deve ser tomada com alimentos.

Compromissos - O Glass pode ser programado para fornecer lembretes de compromissos, direcções para o consultório médico ou hospital e uma forma activada por voz para ligar para o consultório.

Comunicação com o médico - Um doente que discuta uma erupção cutânea ou outra preocupação com um médico pode utilizar o Glass para fornecer um vídeo ou uma fotografia do que está a ver.

Esta não é uma lista completa, disse Vukin.

"As formas como o vidro será utilizado na medicina só serão limitadas pela nossa imaginação", afirmou. "Tenho a certeza de que vai mudar drasticamente as coisas. É um projeto incrível."

Estudo de caso-1

Recensão de Cathie Reid

Fiquei absolutamente entusiasmado com a oportunidade de me tornar um Glass Explorer no final de 2013. Como amante de longa data e adotante precoce de gadgets tecnológicos de todos os tipos, fiquei fascinado pelo Glass desde que ouvi falar dele pela primeira vez.

O conceito de informação disponível literalmente diante dos nossos olhos intrigou-me e ofereceu-me imediatamente imensas aplicações potenciais no domínio dos cuidados de saúde, em que a acessibilidade imediata à informação é uma componente essencial da prestação de cuidados aos doentes.

Tem havido muitas críticas sobre a "vestibilidade" deste estilo particular de tecnologia vestível, com muitos comentadores a sugerirem que nunca irá arrancar enquanto não for desenvolvido um design esteticamente mais agradável.

Pessoalmente, não tenho qualquer problema com o design atual e considero-o bastante apelativo, de uma forma um pouco "geek-cool", mas também penso que isto se torna muito menos problemático no contexto dos cuidados de saúde, onde os instrumentos e o equipamento, de uma forma ou de outra, são normalmente "usados".

Os dois tipos de aplicações mais facilmente identificáveis para o vidro nos cuidados de saúde são a capacidade de fornecer informações ao utilizador e a capacidade de este transmitir facilmente informações a outras partes interessadas.

No contexto dos cuidados intensivos, já estão a decorrer ensaios e programas de protótipos. Estes estão a avaliar o impacto que o vidro pode ter no fornecimento de informações, tais como os sinais vitais dos doentes, enviados diretamente para a linha dos olhos dos médicos, sem necessidade de se moverem ou mesmo de virarem a cabeça para acederem. As vantagens são bastante óbvias, tal como se pode ver no excelente vídeo de prova de conceito produzido pela Phillips Healthcare, que se encontra abaixo.

A capacidade de tirar facilmente uma fotografia e guardá-la ou enviá-la, ou de fazer uma videochamada em que a outra parte pode ver exatamente o que o utilizador está a ver, abre uma série de oportunidades de consulta e colaboração, para não falar das aplicações de formação.

Tudo isto é muito fácil de imaginar no contexto dos cuidados agudos, com os benefícios para os farmacêuticos da equipa tão importantes e tangíveis como para qualquer outro médico.

No contexto da farmácia comunitária, o pensamento tem de ser um pouco mais criativo, mas estou firmemente convencida de que é possível obter o mesmo número de benefícios.

Para o farmacêutico que exerce a sua atividade em regime de exclusividade, a possibilidade de contactar um colega para uma consulta em que não só a imagem está disponível em tempo real, como também a conversa pode ser mantida em simultâneo, é fantástica. Imaginemos que um jovem farmacêutico é confrontado com um potencial caso de sarampo, por exemplo, que nunca viu fora de um livro de texto, e que pode contactar por vídeo um dos seus colegas mais experientes ou o médico de clínica geral local para obter uma segunda opinião sem que o doente tenha de sair da farmácia. No novo mundo em que os cuidados de saúde devem centrar-se na melhor forma de satisfazer as necessidades dos doentes, se eu fosse uma mãe com uma criança doente a reboque, ter uma consulta por vídeo feita no local sem ter de arrumar a minha criança e levá-la para outro local iria absolutamente ao encontro das minhas necessidades.

Do mesmo modo, imagine a possibilidade de efetuar uma medição da tensão arterial ou da glicemia, com uma fotografia do doente sobreposta aos pormenores da medição. A possibilidade de consultar imagens anteriores permite detetar alterações na aparência física juntamente com os resultados da leitura. Será que o doente parece mais "doente" do que da última vez?

Se o Glass estivesse ligado aos sistemas de dispensa, também daria ao farmacêutico a possibilidade de consultar itens relevantes do historial do doente sem ter de sair do seu lado. "Será que este suplemento de ervas interage com algum dos meus medicamentos? Vou verificar agora mesmo para si através do Glass. Mais uma vez, o Glass vai ao encontro das necessidades do doente ocupado que não quer esperar enquanto se regressa à farmácia para aceder ao seu historial de medicação.

Obviamente, estou a partir do princípio de que todas as questões relacionadas com a privacidade e a transmissão confidencial de dados estão resolvidas, mas não são insuperáveis. Como indústria, temos de deixar de pensar no que não podemos fazer e começar a pensar no que queremos fazer, e encontrar formas de o tornar possível. Para mim, o vidro é uma dessas formas. Na APHS, estamos a explorar ativamente a forma como podemos aplicar esta nova e excitante tecnologia em benefício dos nossos clientes. Gostaria de ouvir a vossa opinião sobre a forma como vêem o Google Glass a trazer valor para a vossa farmácia ou local de trabalho.

Estudo de caso 2

Google Glass: Ver para crer

Entre "fitbits", "nymis", "apps" e outros rastreadores de fitness, a tecnologia wearable está hoje em dia em todo o lado. No entanto, com a chegada do Google Glass, começou a mudança para a próxima era da tecnologia wearable.

A revista *Time* considerou o Glass uma das melhores invenções do ano em 2012. Em 2013, o Google Glass ficou disponível para "exploradores", ou seja, indivíduos que quisessem testar as suas possibilidades.

Embora a maior parte das aplicações até agora tenham sido recreativas, alguns prestadores de cuidados de saúde estão a fazer provas de conceito para o Google Glass. Vendo as possibilidades, a Barney's Pharmacy decidiu "explorar" o Glass para a profissão de farmacêutico.

O que é

O Google Glass é um computador portátil com um ecrã ótico montado na cabeça. Resumidamente, o Glass é um monitor comandado por voz e uma câmara que uma pessoa usa como um par de óculos.

O Glass liga-se à Internet através do smartphone, utilizando ligações Wi-Fi ou hotspots, e pode ser sincronizado por Bluetooth com o telemóvel do utilizador para fazer chamadas telefónicas.

O Google Glass contém um monitor incorporado sobre o olho direito, uma câmara para fotografias ou vídeos, um altifalante, um microfone e um painel tátil. O Glass também permite que o utilizador ouça áudio mono ou estéreo através de auscultadores. Finalmente, utilizando uma aplicação, MyGlass, os utilizadores podem projetar o ecrã de vidro para um telefone.

O que faz

Então, o que é que o Glass pode fazer logo à partida? Pode pesquisar na Internet, gravar vídeos, tirar fotografias, fazer chamadas, conduzir um Google Hangout e enviar mensagens aos colegas.

Estas actividades podem parecer simples, mas podem ser realizadas em modo mãos-livres, enquanto o farmacêutico ou o técnico está a realizar outras tarefas. O seu verdadeiro potencial depende do sonhador.

A partir de uma funcionalidade básica, mesmo com o sotaque sulista encontrado em Augusta, na Geórgia, a afirmação "Ok, Glass, Google, what does lisinopril 10 look like?" fornece imagens do tablet.

Eventualmente, esta funcionalidade será extrapolada para a utilização do Glass na verificação de comprimidos. Está a chegar o dia em que será possível dispensar uma receita médica com uma verificação eletrónica obtida simplesmente olhando para o comprimido e a receita.

Outra opção atualmente viável do Glass é a capacidade de tirar fotografias. Basta dizer "Ok, Glass, tira uma fotografia" para produzir uma imagem que pode ser utilizada para a segurança da medicação e registos de erros.

E depois ...

Uma vez esgotados os programas nativos, os farmacêuticos podem liderar o caminho através do desenvolvimento de programas que melhorem a profissão. Imaginem um farmacêutico comunitário a consultar o registo médico eletrónico para obter informação sobre leucócitos e anemia para a administração de clozapina. Ou farmacêuticos que completam MTMs enquanto conversam com seus pacientes!

As possibilidades são infinitas, uma vez que a cultura dos cuidados de saúde adopta a tecnologia wearable. Além disso, do ponto de vista da qualidade dos cuidados,

A tecnologia vestível permite ao farmacêutico desenvolver controlos de qualidade que fazem parte do processo de dispensa, como a verificação dos comprimidos durante a fase de enchimento.

A tecnologia, de acordo com a sua definição, é utilizada para facilitar a resolução de um problema ou tarefa. A tecnologia vestível permite que os prestadores de cuidados de saúde tenham a informação literalmente à mão.

Obstáculos

O maior obstáculo à implementação da tecnologia vestível é a HIPAA. Devido à HIPAA, o sistema de saúde está a funcionar com anos de atraso em relação aos avanços tecnológicos actuais. Uma vez ultrapassada a questão das preocupações com a privacidade, a tecnologia vestível permitirá que a informação sobre saúde seja divulgada em todas as fases do processo.

Neste momento, o facto mais importante a reter sobre o Google Glass é que ainda se encontra em fase de testes beta, o que significa que o produto não está disponível para o público.

Os testes beta também significam que o Glass ainda está numa fase experimental. A bateria dura apenas algumas horas, o hardware sobreaquece facilmente e o utilizador parece um pouco "desligado" quando tenta ler os comandos.

No entanto, a tecnologia vestível já não pertence ao futuro. Ela está aqui e agora, e na Barney's Pharmacy, mal podemos esperar para ver como ela mudará a prática da farmácia.

NAS NOTÍCIAS

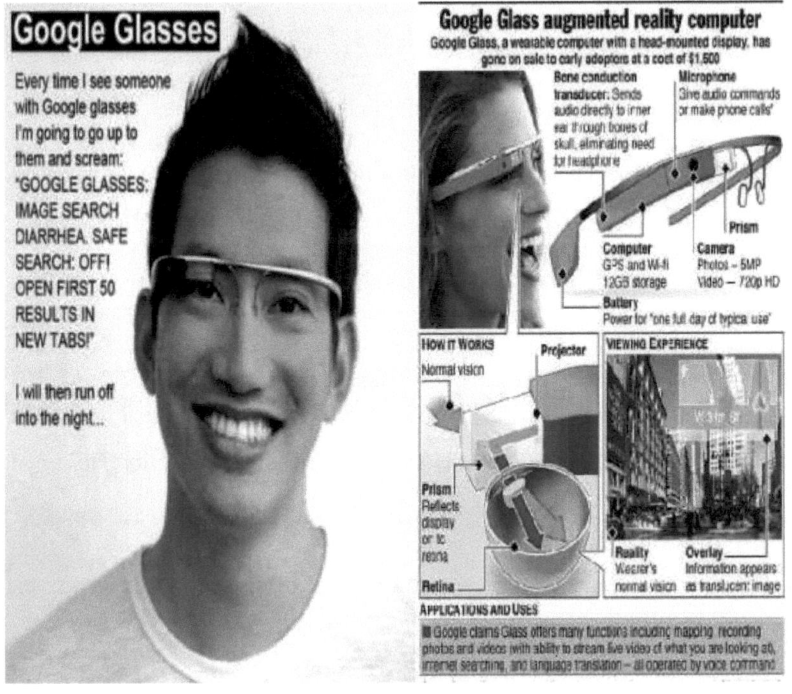

Capítulo 6

VANTAGENS E DESVANTAGENS

VANTAGENS

- Fácil de vestir e utilizar.
- Sensível e reativo à presença de pessoas.
- Acesso rápido a mapas, documentos, vídeos, chats e muito mais.
- Uma nova tendência para os amantes da moda, aliada a uma tecnologia inovadora.
- Um computador baseado em óculos para residir diretamente nos seus olhos e não na sua bolsa ou bolso.
- Uma tecnologia útil para todos os tipos de pessoas com deficiência ou incapacidade.

DESVANTAGENS

- Podem ser facilmente partidos ou danificados. Embora a Google pretenda que estes óculos sejam tão modestos quanto possível, parecem ser extremamente quebráveis. Os utilizadores terão dificuldade em cuidar deles.
- Estes óculos mostram os dados recuperados em frente dos olhos dos utilizadores, pelo que será uma experiência difícil para eles, uma vez que se concentrarão

nesses dados e acabarão por não ver o que os rodeia, o que pode levar a acidentes durante a condução.

- O recurso para o funcionamento destes óculos ainda é desconhecido. Haverá uma bateria ou funcionará com energia solar?
- A privacidade das pessoas pode ser violada com os novos óculos.

Capítulo 7

ÂMBITO DE APLICAÇÃO FUTURA

O Google Glass é o gadget mais futurista que vimos nos últimos tempos. Atualmente, o seu alcance é limitado, mas a Google acredita que o futuro é brilhante e que o dispositivo em si é "incrivelmente atraente".

A Google está a tentar ao máximo fazer passar o Project Glass pela FCC este ano. Os relatórios mostram que a Google está a tentar obter a aprovação da FCC este ano, mas já existem várias centenas de óculos feitos para testes internos.

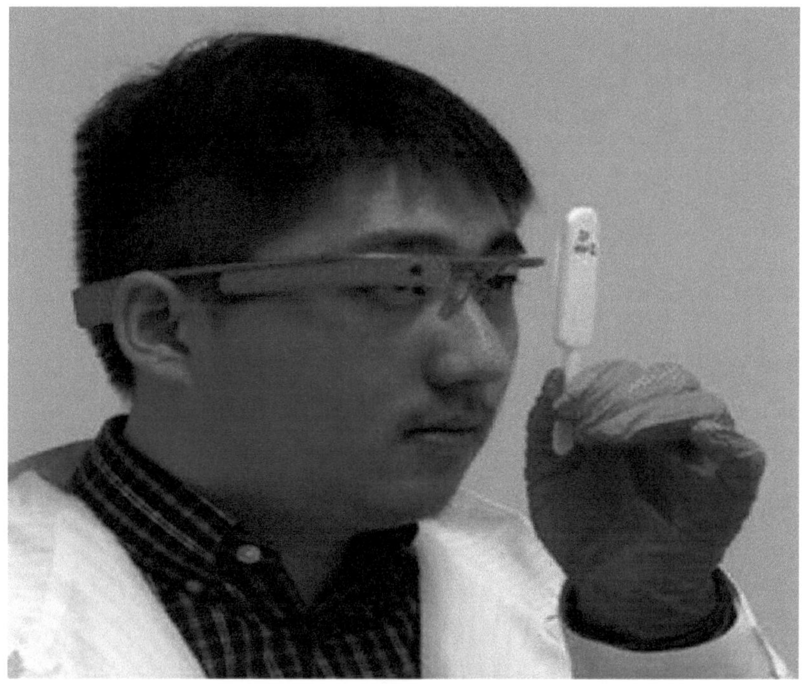

OK GLASS?
- Not OK, Mr.Smith. Don't take all 3 together. Side effects are possible
CANADIAN PHARMACY KING

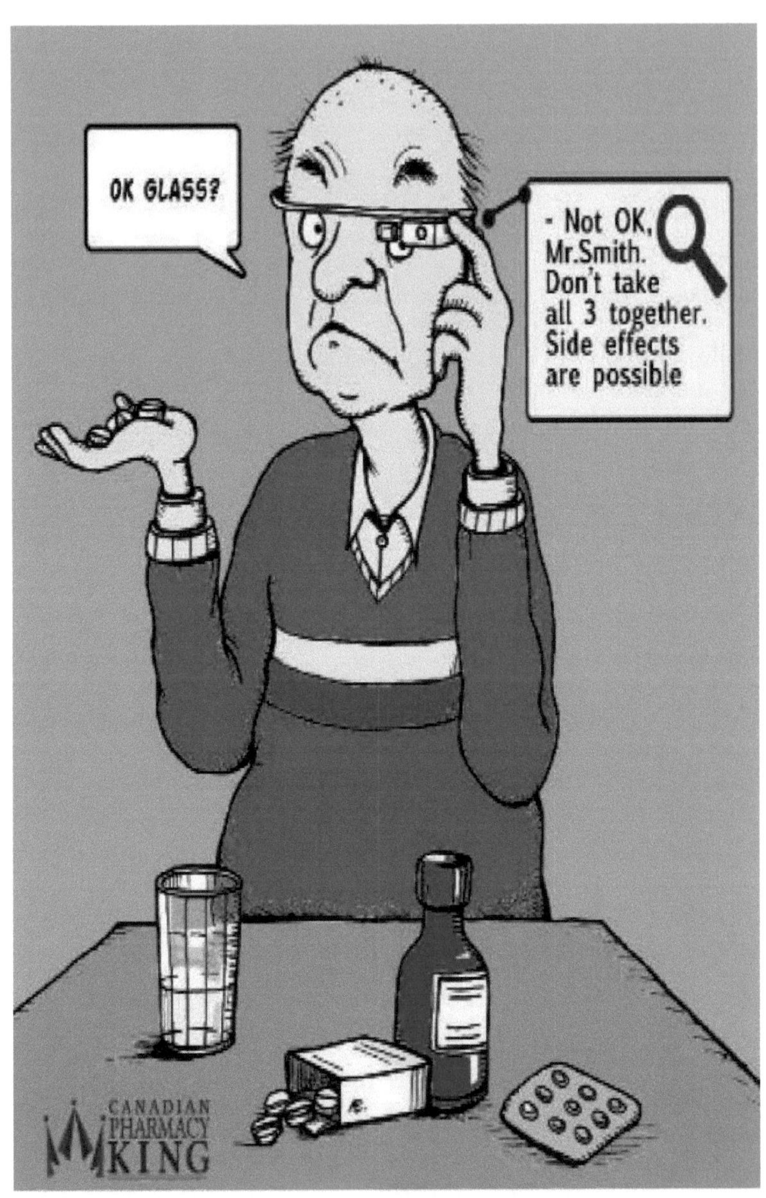

Google Glass **Pergunte à sua ptenra&isk-**

MTA
The M90 Bus Service Will Arrive in 23 Min.
DELICATESSEN
Are you Going the right Way?
You have been to Blue Fin Before Whant to Check in?
Status: Work :-(
I <3 Lady GaGa!
This Lady Smells
Hey Bro, I see you're Close to Blue Fin, wanna eat?
You are Really Hot But your hat is Really Stupid
What is that?
You have 72 New Emails
RE: Your Lunch Date
FWD: Stupid Dancing Dog
Sponsorship Opportunities
RE: Google Glasses??
Jessica Wants to Chat with you

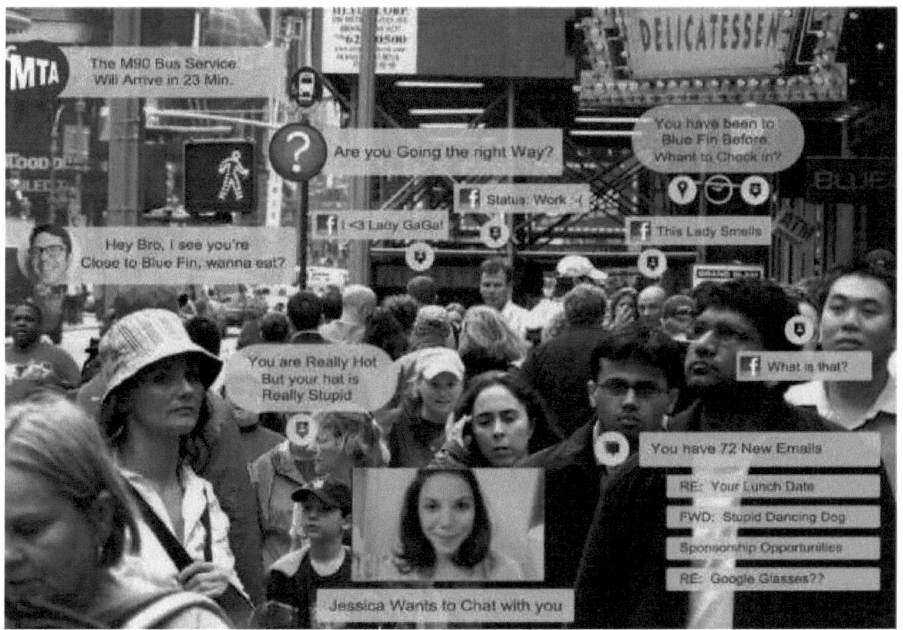

Figura 7.1 Âmbito futuro dos Google Glasses

Por vezes, temos de nos maravilhar com os avanços tecnológicos que estão a ocorrer à nossa volta. Por exemplo, a Apple revolucionou claramente o telemóvel, de modo que os smartphones actuais são realmente *inteligentes*. A concorrência tem colocado um desafio significativo ao iPhone da Apple, dando origem a um iPhone melhor e a outros smartphones que oferecem óptimas opções. Os sistemas de informação clínica estão a mudar drasticamente a forma como a informação baseada no conhecimento e centrada no doente pode ser partilhada dentro de um sistema de saúde. Os seus doentes dispõem de novas ferramentas (como portais) que lhes permitem aceder ao sistema de saúde a partir de casa (e dos seus smartphones). Os seus pacientes podem até recolher dados de saúde e bem-estar em casa e partilhá-los com o sistema de saúde por via eletrónica. É provável que consiga identificar muitos outros avanços tecnológicos que estão a mudar a forma como trabalhamos.

No entanto, interrogamo-nos sobre as oportunidades que o Google Glass (também conhecido simplesmente como *Glass*) poderá oferecer ao pessoal de farmácia nos sistemas de saúde. Embora nenhum de nós tenha sido selecionado para ser um Glass Explorer (indivíduos que têm a oportunidade de comprar as primeiras versões do Glass para desenvolver e testar), tivemos a oportunidade de experimentar o conjunto de um colega. Antes de nos aprofundarmos no que o Glass pode oferecer na farmácia, devemos descrever o que é efetivamente o Google Glass. O Glass é um computador sem fios, quase mãos-livres, que se usa como óculos. O ecrã de estilo heads-up utiliza um prisma e fica mesmo à frente do olho do utilizador, embora não exista um conjunto de lentes tradicionais. Os utilizadores interagem com o Glass principalmente através de controlos de voz, sendo que alguns controlos são activados pelo toque na armação. O som é fornecido através da tecnologia de vibração óssea que faz vibrar o osso mastoide do utilizador, permitindo que apenas a pessoa que usa o Glass ouça o que este tem para dizer. O Glass tem capacidades de captura de imagem e vídeo, utilizando toda a área de visualização como campo de gravação. O Glass funciona com o sistema operativo Android, inclui a funcionalidade GPS e tem uma bateria com duração de 1 dia. O programa Google Glass Explorer começou na primavera e espera-se uma versão para o consumidor em 2014.

Atualmente, existem muito poucas aplicações para o Glass. Nesta altura, os esforços centram-se no Glass como ferramenta de navegação, um mecanismo para notificações das redes sociais e outras funções de realidade aumentada. O que parece ser um ponto de venda óbvio para o Glass é o facto de libertar as mãos do utilizador, ao mesmo tempo que fornece funções semelhantes às de um smartphone. Como se destina a ser usado durante longos períodos de tempo, o Glass foi concebido para não interferir com a visão normal. Demorou muito pouco tempo até nos adaptarmos a ver o prisma enquanto realizávamos outras tarefas de rotina. Alguns controlos são efectuados através de movimentos da cabeça, o que inicialmente nos pareceu um pouco estranho, mas com o passar do tempo tornou-se menos incómodo. A função de áudio funcionou bem e foi confortável. No geral, o Google Glass é um pouco diferente dos óculos normais - principalmente porque o auricular é maior e não tem lentes - mas é confortável.

Os serviços clínicos são o futuro da farmácia, mas o departamento de farmácia continua a ser responsável pela gestão do processo de dispensa de medicamentos. No seu blogue, o Dr. John Halamka sugere que os enfermeiros poderiam usar o Google Glass para documentar a administração de medicamentos. Do mesmo modo, prevemos um futuro em que o pessoal da farmácia poderá utilizar o Google Glass para apoiar o processo de dispensa. Com a grande variedade de fluxos de trabalho de dispensa nos sistemas de saúde de todo o país, a utilização ideal do Google Glass variará consoante a instituição. No entanto, de um modo geral, vemos oportunidades para o Google Glass ser utilizado como uma ferramenta de digitalização, com a câmara integrada a fornecer capacidades de digitalização. A conetividade fornecida pelo Glass pode apoiar a dispensa, fornecendo informações durante a digitalização e documentando o processo de verificação.

Prevemos também outras oportunidades de documentação. Poderá ser criado um registo visual para documentar a preparação de medicamentos intravenosos ou outros medicamentos com procedimentos de composição complexos. O registo consistiria num vídeo gravado que mostraria cada passo à medida que fosse sendo executado. Isto não evitaria necessariamente um acontecimento negativo, mas poderia ser utilizado em acções de formação e na investigação de erros de medicação. Em alternativa, o Google Glass poderia apoiar a composição de medicamentos , acompanhando o preparador em cada passo, utilizando imagens que mostram exatamente o que deve ser composto, a quantidade que deve ser utilizada e o aspeto do produto final.

Saindo da farmácia e indo para o andar de atendimento ao paciente, o Google Glass poderia servir como meio para fornecer informações referenciais. Passámos de transportar folhas de papel laminado e manuais para depender quase exclusivamente de aparelhos de informação portáteis, como tablets e smartphones. Vemos uma clara oportunidade para

O Google Glass vai substituir o smartphone e o tablet como ferramenta de eleição para guardar os nossos compêndios de medicamentos ou para aceder a esses compêndios em linha. Pensando em utilizações referenciais mais robustas do Google Glass, imagine-se à porta do quarto de um doente durante as rondas (ou a passar pelo quarto a caminho do almoço) e a receber um alerta para o atualizar sobre as últimas análises do doente. O rádio GPS - possivelmente em combinação com WiFi -

reconhece a localização do utilizador, procura a informação mais recente do doente e apresenta-a ao utilizador. Tudo isto acontece sem que o utilizador tenha de fazer uma pesquisa ativa.

Há uma variedade de outras utilizações relacionadas com o apoio à decisão clínica. Um curso que tem sido tradicionalmente conhecido como "terapêutico" coloca uma ênfase considerável na prática baseada em provas, especificamente, a utilização de diretrizes na tomada de decisões relacionadas com a medicação. O Google Glass seria uma ferramenta valiosa para apresentar orientações e algoritmos de tratamento; o utilizador avaliaria então a sua aplicação ao seu doente e aplicaria o mais adequado à sua situação específica.

Descrevemos formas de utilização do Google Glass na farmácia, mas devemos sublinhar que se trata de utilizações potenciais. Atualmente, o Google Glass não está disponível ao público e existem poucos recursos de aplicações disponíveis. Perguntamo-nos, no entanto, se muitas pessoas imaginaram como os smartphones seriam utilizados nos cuidados de saúde quando o primeiro iPhone foi lançado em 2007. Também devemos salientar que existem preocupações claras com a privacidade que devem ser abordadas. A utilização de comandos de voz levanta questões sobre a forma de manter a privacidade das informações dos doentes. Além disso, a facilidade com que se podem criar imagens e vídeos levantará claramente bandeiras vermelhas para os responsáveis pela Lei de Portabilidade e Responsabilidade dos Seguros de Saúde (HIPAA). Acreditamos, no entanto, que estes desafios devem e podem ser ultrapassados.

CONCLUSÃO

Os óculos Google são basicamente computadores portáteis que utilizam as tecnologias familiares em evolução que trazem sofisticação e facilidade de comunicação e acesso à informação, mesmo para a classe de pessoas com deficiências físicas que literalmente não podem utilizar a forma geral de palmtops e telemóveis.

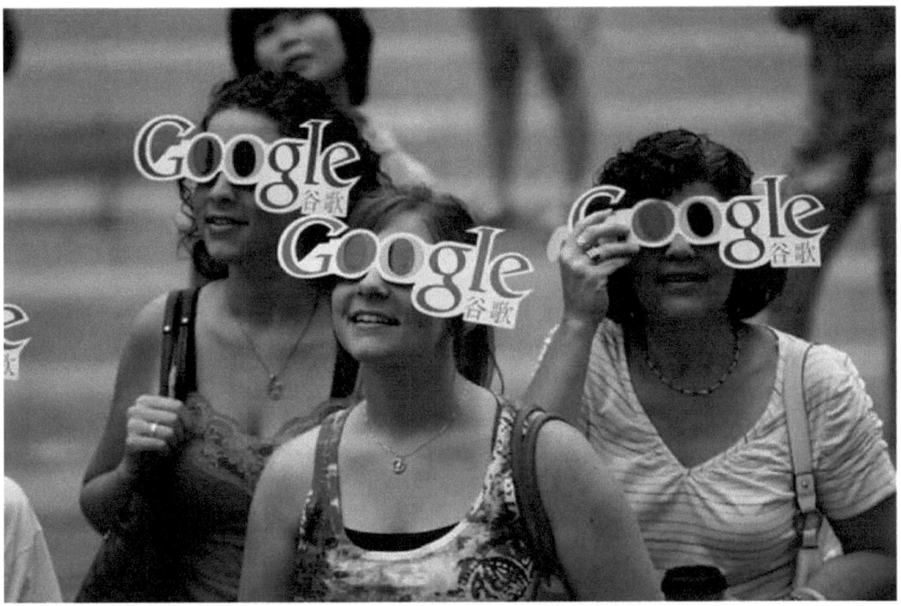

Figura 1 Conclusão do Google Glass

BIBLIOGRAFIA

http://en.wikipedia.org/wiki/Project_Glass

http://www.smart-glasses.org/benefits-smart-glasses/

http://en.wikipedia.org/wiki/EyeTap

http://www.techpark.net/2012/02/29/google-glasses-with-virtual-and-realidade aumentada/

http://dl.acm.org/citation.cfm?id=1601355

http://en.wikipedia.org/wiki/Android_(sistema_operacional)

http://www.webmd.boots.com/eye-health/news/20120411/will- google-glasses-be-safe

http://www.thenewstribe.com/2012/04/08/google-project-glasses- success-or-another-failure/#.UFMcL7LiaAA

http://www.redmondpie.com/google-project-glass-gets-an-awesome-skydiving-demo-at-io-explorer-edition-up-for-pre-order-video/

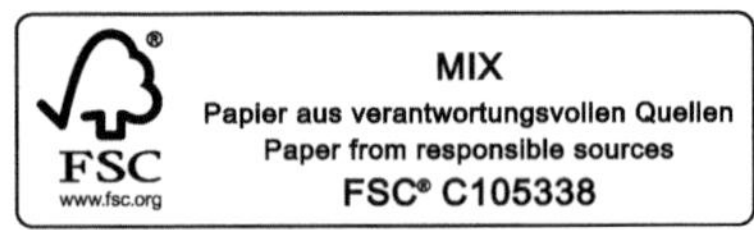

Printed by Books on Demand GmbH, Norderstedt / Germany